Martin

NOTICE
SUR LES CORS
ET AUTRES MALADIES
DES PIEDS,
SUR LEURS CAUSES ET LEUR TRAITEMENT.

Par J. Bte. MARTIN, Artiste Pédicure.

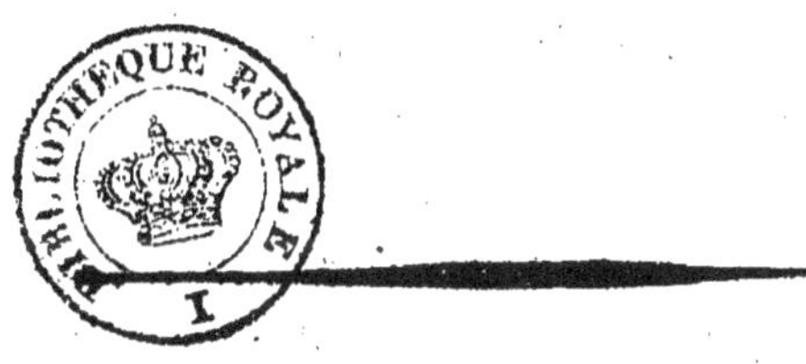

A MARSEILLE,
DE L'IMPRIMERIE D'AUGUSTE GUION,
Rue d'Aubagne, n.° 6.

1817.

NOTICE
SUR LES CORS ET AUTRES MALADIES DES PIEDS.

IL ne faut pas confondre le soin des pieds avec les spécifiques propres à la guérison des cors; la toilette et l'entretien des pieds consistent simplement à se les faire soigner méthodiquement, et de manière à prévenir ou détruire tous les accidens qui les affectent; ce qui ne tient en rien au charlatanisme. Comme c'est une des premières jouissances de la vie que de pouvoir se transporter librement où la volonté conduit, si l'on sent de la douleur aux pieds, on néglige de marcher; et la santé, par contre-coup, en reçoit un dommage réel.

La méthode de soigner les pieds ne peut que s'accréditer de jour en jour, puisque son but est de maintenir les pieds dans une aisance et dans une liberté continuelles, et que l'on doit regarder comme le plus grand des accidens qui puissent leur arriver, celui d'être privé de quelques mouvemens aux articulations.

Deux causes contribuent aux accidens qui affectent les pieds, la marche forcée et les chaussures: une troisième que l'on pourrait y joindre, est le peu d'attention que l'on apporte à les soigner. On doit cependant rapporter le tout à la chaussure; car en supposant la plus grande fatigue, les pieds, malgré leur délicatesse, la supporteraient et s'endurciraient, si l'on n'en portait pas.

Les chaussures, en effet, exposent à des frottemens continuels qui donnent lieu à des cors, des durillons et des oignons: elles gênent les ongles dans leur accroissement; elles concentrent la transpiration naturelle, et la changent souvent en une sueur âcre et corrosive ; la peau s'excorie : de là résultent divers petits accidens qui, faute de soins, donnent naissance à une infinité d'autres beaucoup plus facheux.

Le rapport et la connexité des différentes parties qui composent le pied, devraient bien engager à lui conserver la liberté dans tous ses mouvemens, qui déjà sont gênés par la chaussure ; cependant c'est la chose à laquelle on pense le moins.

Obligé, par état, de chercher la cause de ces accidens, j'ai examiné de près le travail que font les doigts ou orteils dans la marche ; et j'ai remarqué que ces mêmes orteils, étaient, non-seulement toujours en action pour maintenir l'équilibre et le poids du corps, mais encore qu'ils servaient infiniment au mouvement de progression ; ce qui souvent occasionne les douleurs momentannées qui arrivent dans ces parties.

Nous apportons tous en naissant une manière de marcher qui nous est donnée par la nature, et qui tient beaucoup à notre constitution première. Un rien peut déranger cette marche ; ce dérangement cause des douleurs auxquelles on ne fait d'abord point d'attention : l'on soulage la partie douloureuse en fatiguant le côté opposé ; l'on perd insensiblement la marche ; et comme il y a beaucoup d'articulations, il en reste d'immobiles : la liqueur sinoviale s'épaissit et se durcit au point de souder exactement deux os dans l'articulation ; l'on marche alors comme si l'on avait des pieds postiches, c'est bien, je le répète, le plus grand des accidens, parce qu'il est absolument incurable.

J'ai vu plusieurs personnes à qui il aurait été absolument impossible d'écarter un de leurs orteils pour s'être mises dans le cas dont je viens de parler, ou pour les avoir forcés dans des chaussures trop courtes ou trop étroites. Les orteils n'étaient plus rangés comme ils devaient l'être naturellement, ce qui occasionnait des durillons fâcheux au talon et à la plante du pied.

Les cors, qu'il ne faut pas confondre avec plusieurs excroissances cutanées, occupent toutes les parties du pied, mais principalement la tête des os qui entrent dans sa composition. Les jointures des phalanges, dans leurs parties latérales, à leurs extrêmités, ou la plante du pied. Ils sont très-douloureux, lorsqu'ils ont acquis une certaine grosseur, et qu'ils sont forcés, ou dans les changemens de tems, ils sont tous d'une même nature, formés par la même cause, mais plus ou moins compliqués. Leur guérison n'est pas impossible; mais il est imprudent de l'assurer.

Les verrues sont ordinairement placées à la plante du pied. Elles sont très-douloureuses à cette partie, parce que tout le poids du corps porte dessus; mais il s'en trouve peu, leur siège le plus ordinaire est aux mains; elles en occupent indistinctement toutes les parties : elles proviennent d'une humeur lente et crasse, durcie dans les pores de la peau, leur nature est absolument différente de celle des cors, en ce qu'elles jettent leurs racines en dehors, au lieu que les cors ont les leurs en dedans; il y a beaucoup plus d'erreurs populaires sur leur traitement, que de moyens certains pour les guérir; cependant je puis assurer leur guérison avec les caustiques; mais cela demande des soins et la présence d'un praticien instruit.

Le durion, en général, est une suite des divers frottemens qui macèrent et détachent l'épiderme, ou surpeau. Comme elle se régénère avec beaucoup de facilité, il s'en détache une grande quantité, qui, se réunissant, forme une espèce de carton, le durillon se détruit en détruisant la cause qui y a donné lieu. Le moyen de lui procurer une guérison palliative, est de le diminuer avec un instrument commode. Les oignons ont leur siège sur la tête de l'un des os du métatarse, et à son articulation avec le pouce ; ils sont souvent la suite de la dépression des lames osseuses de la tête de cet os, causée par une chaussure trop courte.

La pression des oignons contre la chaussure arrête la circulation, et cause la stagnation des liqueurs ; elles entrent alors en fermentation, et souvent elles s'abcèdent avec douleur. Il ne faut pas en ce cas s'efforcer de marcher. J'indiquerai ci-après les moyens de les soulager, ou de les guérir.

Les maux qui surviennent aux ongles sont de deux espèces. Ils proviennent, ou d'un vice de première conformation, ou d'accidens inattendus, comme lorsqu'il tombe dessus quelque corps pesant, ou qu'ils éprouvent un choc violent : c'est ce que je détaillerai à son article. Je dirai seulement ici, qu'à l'égard des accidens qui leur arrivent, il faut, le plutôt possible, y remédier, si l'on veut éviter leurs mauvaises conformations.

Il est une espèce d'incommodité, qui souvent affecte les pieds, et qu'on nomme engelures, où suivant l'endroit auquel elles s'attachent, cette incommodité a pour principe la stagnation du sang, causée par le resserrement des vaisseaux capillaires de la peau, ce qui n'est occasionné que par la rigueur du froid. Les humeurs, ainsi fixées, déchirent et ulcèrent les parties, et leur séjour les rendant plus âcres, occasionne la douleur qu'on y éprouve; la transpiration naturelle interceptée par les chaussures, ne demande que des soins, la sueur perd le pied ; la peau s'excorie, se brûle, blanchit, et il devient très-douloureux. On trouvera ci-après les moyens de parer à cet inconvénient : il n'est point de petits maux aux pieds, parce qu'ils donnent naissance à une infinité d'autres beaucoup plus fâcheux, comme je viens de le dire ; mais c'est particulièrement dans la jeunesse que l'on doit y faire attention, parce que dans ce tems il est toujours possible de remédier aux accidens.

Ce sont ces considérations qui me font hasarder d'écrire sur une partie qu'il faut tirer de l'avilissement. Mon désintéressement sera bien prouvé quand le public connaîtra, par les détails exacts de ma manière d'opérer et de soigner les pieds, que je n'ai d'autres vues que de lui être utile. Je suis même persuadé que mon exemple encouragera nombre de patriciens en cette partie, à tâcher de mériter sa confiance, et j'aurai alors le bonheur d'avoir contribué à délivrer, ou préserver l'humanité de maux, qui, légers en apparence, vont souvent jusqu'à conduire au tombeau, ce qui n'est pas sans exemple.

DEFINITION DES CORS.

Plusieurs auteurs, dans leurs traités complets sur l'art de guérir, ont dit un mot de cette partie. Celse, traitant des maladies de la peau, distingue les corps qui abondent moins en sang que les autres excroissances de la peau. Bernard Valentin en fait mention dans sa grande chirurgie, et rappelle des exemples de malheurs arrivés par la section imprudente des cors. Juncker en fait un article détaillé, dans lequel il cite divers moyens propres à leur guérison. Verdur touche aussi cet objet dans sa pathologie. Heister en donne un chapitre entier, qu'il divise en deux articles. Dolœus dans son encyclopédie; Pigray dans son épitome; Lavauguion dans son traité des opérations; Col-de-Villars dans son cours de chirurgie; et nombre d'autres traitent des cors des pieds; mais, après avoir parcouru tous ces auteurs, on a le désagrément de voir qu'ils se sont presque tous copiés, sans entrer dans aucuns détails satisfaisans sur cette partie.

La pratique m'a confirmé cette vérité ; je puis même ajouter qu'il y a encore une très-grande différence entre le cor et le durillon, en ce que celui-ci n'occupe que la superficie de la peau, et que jamais il ne pénètre plus avant, tandis que le cor et la verrue ont leur siège dans la partie la plus intérieure de la peau nommée le cuir. Je vais, sans m'arrêter à de plus amples détails, passer au développement des causes de cette infirmité.

ARTICLE I.er

Des causes et de la nature des Cors.

On attribue la cause du cor à une humeur épaisse et visqueuse, durcie dans les pores de la peau par une pression constante, qui forme enfin une substance calleuse. Je conclus de là que la cause du cor et celle du durillon sont la même. C'est une pression ou un frottement qui leur a donné lieu ; à la différence cependant que la pression constante donne plus souvent des cors, comme les frottemens donnent des durillons, parce qu'ils attaquent plus particulièrement l'épiderme ou surpeau, et que son siège est dans cette partie, tandis que la pression constante fait éprouver au plus profond de la peau un serrement contre la tête des os ; serrement qui cause ensuite le déchirement, ce qui va le prouver.

En découvrant légérement la superficie d'un cor avec un instrument tranchant, on apperçoit quelquefois deux et même trois points blancs que le vulgaire appelle racines du cor ; ce sont autant de déchiremens, ou, pour mieux dire, autant de points de rupture où la circulation de la lymphe s'est arrêtée et épaissie. J'ai trouvé la substance calleuse du cor quelquefois si ferme et si sèche, que ceux qui en étaient incommodés, brusquant la douleur, occasionnait bientôt des meurtrissures qui formaient des tumeurs et des abcès ; et dans ce cas, le foyer de la suppuration, se trouvant au plus profond, et le pus ne pouvant se faire jour à travers le cal, il occasionnait des ravages affreux, qui, par un caprice de la nature, ont opéré la guérison radicale, parce que la présence du pus avait détruit les adhérences du cor, et que lors de la cicatrice, les liqueurs avaient pris d'autres routes ; mais c'est un moyen bien dangereux.

Quelquefois cette substance est comme de la glu par trochique assez considérable ; mais cela arrive à toutes sortes de personnes dont les cors sont anciens, parce qu'il y a long-tems que la nature s'est frayée cette route, qu'elle s'y dégage en abondance, et que les liqueurs sont dans un plus grand degré d'atténuation. Je l'ai vue rarement, à la vérité, fermenter au point de se dissoudre en eau, renfermée dans une espèce de kiste, que l'on trouvait après avoir découvert la première superficie.

Il se trouve nombre de corps dans lesquels il y a une petite poche pleine d'un sang vermeil, qui, dans l'instant où il entre en fermentation, cause de grandes douleurs. Il est une espèce de cor qui se place aux articulations des phalanges des orteils, particulièrement au petit doigt, et qui cause des douleurs cruelles. Je l'ai examinée de près, et j'ai cru reconnaître que ce cor provenait, comme les autres, de la rupture ou du déchirement des filamens nerveux de la peau ; mais que ces déchiremens s'étant fait dans un tems où les capsules des articulations ont été tuméfiées, il s'est fait une adhérence de la peau avec ces capsules ligamenteuses ; et cela est d'autant plus douloureux, qu'au moindre frottement, la peau, faute de jouissance, s'en trouve vivement affectée.

Ordinairement ces cors abondent moins en matière excrémenteuse à leur superficie ; mais au moyen de l'adhérence, les liqueurs étant les mêmes, il n'est pas étonnant qu'elles se soient ouvert des passages, et qu'elles se pompent mutuellement. Ça ne peut occasionner que des souffrances terribles. Je ne dois pas oublier de dire que tous les vrais cors ne viennent pas seulement aux orteils : j'ai dit que le frottement sur les parties osseuses, ou la pression extérieure, causait les déchiremens qui donnent naissance aux cors ; la plante du pied, ses parties latérales même en sont quelquefois attaquées : alors ces cors sont environnés d'un fort durillon qui augmente leur volume, qui les fatigue beaucoup, et qui les rend très-douloureux.

ARTICLE II.

De la douleur occasionnée par les Cors.

Plusieurs causes contribuent à la douleur occasionnée par les cors. J'ai déjà fait voir que ceux qui avaient des adhérences aux membranes, étaient très-douloureux. Quant aux cors ordinaires qui ont à leurs extrémités une forme calleuse, il se fait une filtration continuelle. La source étant au fond, il faut qu'elle fasse effort pour se faire jour, et elle occasionne par là des tiraillemens affreux et insupportables, ce qui cause quelquefois une inflammation très-douloureuse.

Le cor est absolument insensible en lui-même ; la douleur n'est occasionnée que par l'intimité et l'adhérence qu'il a avec la peau. La preuve en résulte de la quantité que l'on peut en emporter avec l'instrument, sans causer aucune douleur.

L'on pourrait comparer l'humeur excrémenteuse qui forme la substance du cor à de la corde à boyeau, laquelle se resserre dans la sécheresse, et se gonfle dans l'humidité ; dans l'un et l'autre cas, elle cause de la douleur et souvent inflammation ; ce qui, comme le prétend Dionis, fait dire à tous ceux qui en sont incommodés, qu'ils ont aux pieds un almanach qui leur annonce le changement de tems.

Avant d'indiquer les moyens de guérison palliative ou radicale des cors, je crois devoir indiquer ceux de faire cesser et disparaître certaines excroissances cutanées, qu'il ne faut pas confondre avec les cors. C'est ce que je vais faire dans l'article suivant, pour mettre ceux qui en sont incommodés, en état de les distinguer, et d'être en garde contre les charlatans qui, ayant pu guérir ces sortes d'excroissances, se flattent de guérir également toute espèce de cors.

ARTICLE III.

De quelques excroissances cutanées, auxquelles on donne vulgairement le nom de Cor.

Il survient aux pieds nombre d'excroissances cutanées dont le détail serait ici hors de place. On peut consulter les auteurs qui ont traité des maladies de la peau, principalement le docteur Turner et autres. Comme je n'ai pris pour sujet de ce traité que ceux des accidens qui sont causés, soit par la fatigue de la marche, soit par les chaussures, je me borne à cet objet.

Il se fait entre les orteils des frottemens en marchant. Si ces frottemens sont continus, ils brûlent la peau; elle devient blanche de la largeur d'une lentille, parce que la sueur ou la transpiration interceptées, occasionnent une inflammation dans ces parties. Le moyen d'être soulagé, c'est de faire emporter avec un instrument la partie blanche et brûlée, de se reposer, et de mettre entre les orteils affectés un morceau de mousseline unie qui déssèche cette partie. Il ne faut pas craindre que le coton cause d'accident, parce que ces parties ne sont jamais au vif.

Entre le petit orteil et le voisin, près de leur articulation avec les os du métatarse, la peau se trouve continuellement comprimée et pincée en marchant, ce qui détache l'épiderme, et par la facilité qu'elle a de se régénérer, elle jette continuellement à l'extérieur des superfluités que j'ai vues quelquefois égaler la grosseur d'une noisette.

Le moyen le plus certain de se délivrer de cette incommodité, c'est de faire enlever, avec un instrument tranchant, ce superflu. Le fond se trouve vif et vermeil ; c'est ce qui cause de la douleur, parce que ces excroissances imbues d'une sueur âcre et corrosive, irritent perpétuellement ces parties. Après cette opération, il faut fortifier l'espèce de plaie avec de l'eau de Cologne bonne, telle que celle de Jean-Marie Farina. On peut en faire l'usage toute pure, ou la métiser moitié eau de fontaine et moitié eau de Cologne. Ce moyen m'a toujours bien réussi. On garnit ensuite l'entre-deux des doigts avec du coton cardé que l'on a soin de changer tous les jours, parce qu'il se pelote, et l'on se repose autant qu'il est possible. On peut traiter ces incommodités comme les brûlures, parce que ce sont en effet des espèces de brûlures causées par la grande chaleur des pieds.

La pommade qui suit m'a très-souvent réussi : on prendra le cérat de Gallien, dans lequel on fera mettre de l'extrait de saturne, qu'on aura soin de bien battre avec une spatulle, et on pansera matin et soir avec cette pommade la partie malade. Sa guérison s'opère dans trois ou quatre jours au plus. On étend la pommade sur du papier brouillard.

ARTICLE IV.

De la cure palliative des Cors.

La cure des cors se divise en palliative et en radicale, souvent celle-ci est la suite de l'autre ;

mais elle ne peut jamais se tenter que l'on n'ait mis la première en usage.

La cure palliative consiste à emporter et extraire, autant qu'il est possible, la base des cors, avec un instrument tranchant ; car il est certain que les cors se reproduisent des racines de leur base que l'on n'a pu extraire.

Plusieurs personnes sont dans l'usage de mettre leurs pieds dans l'eau une demi-heure ou environ, avant de procéder à cette opération ; mais il est bien plus avantageux de les faire couper et extraire à sec, lors toutefois que l'on confie ses pieds à un praticien prudent.

Celui qui opère peut et doit découvrir, sans douleur, la superficie des cors : cela lui fait appercevoir les différens couloirs de la matière excrémenteuse, qui s'annonce par autant de points blancs ou noirs, que vulgairement on nomme racines du cor. On les cerne au plus profond, ce qui est d'autant plus facile, que ces parties, n'étant pas ramollies par l'eau, paraissent fort distinctes.

Il ne faut employer aucune force pour couper les cors ; mais seulement contenir l'instrument et en élever le tranchant, afin qu'il ne s'engage pas dans le cal. L'instrument qui sert à découvrir la superficie du cor doit être plat ; et ceux qui doivent servir à cerner les racines doivent être pointus, afin de les extraire au plus profond. Si cependant la superficie du cor était si ferme et si sèche, que l'on ne pût l'emporter sans courir le risque d'émousser le tranchant de l'instrument, ou causer des tiraillemens doulourenx, on peut l'humecter à l'instant avec des spiritueux.

Les cors qui, après avoir été découverts à leur superficie, ne laissent appercevoir aucun point blanc ou noir, ne doivent pas être coupés fort avant, autrement ils saigneraient. Il faut, quand on apperçoit au fond une couleur de chair assez naturelle, tondre les environs, et l'opération est faite ; s'il existe au-dessous du cal une espèce de kiste rempli d'eau, il faut lui donner issue, et s'il y a du sang prêt à s'extravaser, et qui s'apperçoit à une tache rouge et vermeille qui occupe le centre, il faut enlever tout ce qui est cal, et ne laisser qu'une pellicule sur la poche de sang qui se desséchera, ou ce qui est mieux, lui donner issue.

Cette première opération bien finie, l'on met les pieds dans l'eau environ un quart d'heure ; les adhérences à la partie calleuse que l'on vient d'extraire, se gonflent ; il paraît, où était le cal, une élévation très-blanche et spongieuse, que l'on emporte de nouveau au sortir de l'eau. C'est alors que l'on peut être assuré d'avoir obtenu une guérison palliative assez durable ; souvent même, par ce moyen, j'ai détruit plusieurs cors. Je vais à présent détailler les inconvéniens qui suivent la méthode de mettre ses pieds dans l'eau avant de faire couper ses cors, et indiquer les vrais moyens de les soigner soi-même avec sûreté.

Mettre ses pieds dans l'eau, c'est donner lieu à un ramollissement de toutes les parties calleuses ; c'est mettre et le cal et les chairs qui l'avoisinent dans un même état, de manière qu'il n'est plus possible à celui qui opère de distinguer ce qui est cal d'avec les chairs, et il a bien plus de peine à conduire l'instrument. Il se contente alors de cerner le cor au plus profond, et de tendre les environs. Mais quelque habileté, quelque connaissance que l'on ait dans cette partie, il est impossible de ne pas laisser exister quelque portion calleuse, qui ne serait pas restée, en suivant la méthode que j'ai précédemment indiquée.

Cependant cet usage ne doit pas être proscrit entièrement, car si l'on coupe ses cors soi-même il est bon de mettre ses pieds dans l'eau demi-heure avant. La raison de cette précaution est que l'on est toujours mal à l'aise pour opérer, et que si, malheureusement, en coupant un cor, l'instrument venait à s'engager dans le cal avant que l'on eût senti de la douleur, on pourrait avoir attaqué une partie nerveuse ou tendineuse, ouvert les membranes de l'articulation, et séparé les ligamens, ce qui peut causer des ravages affreux, et même la mort. Il ne faut pas croire qu'en coupant un cor, et le faisant saigner, il peut s'en suivre la mort. S'il arrive des accidens fâcheux, il ne peut être qu'un étourdi qui opère, sans faire la moindre attention et sans la moindre connaissance sur cette partie.

Cette cure, que je nomme palliative, pourrait s'appeler de préparation pour parvenir à la radicale; car il serait impossible d'espérer cette dernière, si l'on n'avait primitivement mis celle-ci en usage.

ARTICLE V.

De la cure radicale des Cors.

Il faut toute la hardiesse possible pour assurer la guérison radicale de toute espèce de cors, et une confiance aveugle et téméraire, pour se livrer aux épreuves dangereuses que l'on met en usage, et dont ou est souvent la victime.

J'ai fait voir la nature des cors, et prouvé le peu d'assurance que l'on pouvait donner de leur guérison; mais d'ailleurs il est facile de juger soi-même que lorsque la nature s'est frayée la route d'un écoulement quelconque, il est extrêmement difficile de la changer. Tout ce que l'on peut faire, c'est d'essayer avec circonspection de la détourner; mais on ne peut jamais en assurer la réussite positive. J'ai fait quantité d'épreuves sur nombre de personnes qui auraient tout risqné pour en obtenir la guérison. Elles m'ont souvent réussi;

mais j'ai employé divers moyens, et souvent je n'ai réussi que contre mon attente, tandis que celles qui me paraissaient infaillibles n'avaient aucun succès.

Ce n'est pas d'aujourd'hui que la recherche d'un spécifique pour les cors en général, a été reconnue infructueuse. Le docteur Turner dit, d'après Sydenham, l'Hyppocrate anglais, que si quelqu'un employait toute sa vie à découvrir un spécifique pour les cors. Il mériterait bien de la postérité, et aurait suffisamment servi le genre humain. D'après des autorités si respectables, ne serait-ce pas une folie que de se vanter de posséder un spécifique radical pour la guérison de toute espèce de cors : n'est-ce pas une absurdité incroyable d'imaginer que le même spécifique agira avec la même force sur les qualités différentes des peaux ; il faut n'avoir jamais vu ni suivi l'accroissement et la destruction des cors, pour tenir un pareil langage.

Il est donc plus raisonnable d'assurer que jusqu'à présent on a découvert aucun remède, aucun spécifique propre à guérir radicalement les cors; il n'y a que les charlatans qui prétendent en posséder ; mais ils sont si convaincus eux mêmes du contraire, qu'ils n'offrent leur secret qu'à la populace crédule, et se gardent bien de le proposer aux personnes raisonnables et instruites, parce qu'ils ne rempliraient pas avec cette dernière classe, leur but unique qui est d'attraper de l'argent.

L'extirpation des cors est donc le seul remède connu et employé efficacement par tous ceux qui s'occupent de leur traitement.

FIN.

www.ingramcontent.com/pod-product-compliance
Lightning Source LLC
Chambersburg PA
CBHW050455210326
41520CB00019B/6215

9782019585846